AF469010

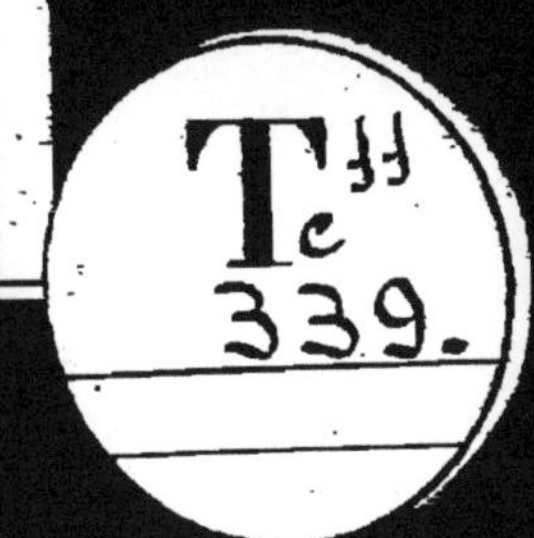
T ff c
339.

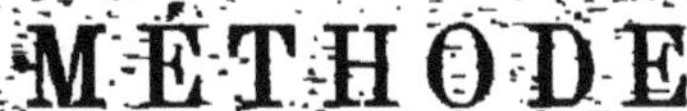

MÉTHODE

POUR

PROLONGER LA VIE

SIMPLES OBSERVATIONS

PAR

JULES FREY

> L'homme ne meurt pas,
> il se tue.

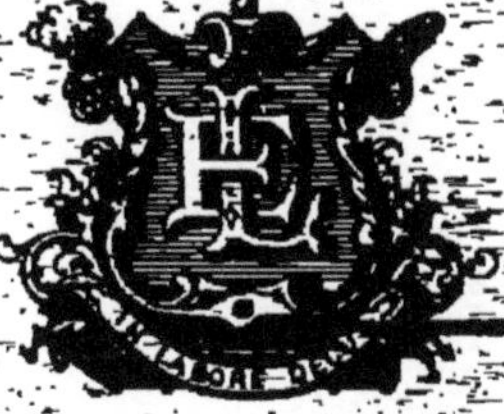

PARIS
E. LACHAUD, LIBRAIRE-ÉDITEUR
4, PLACE DU THÉATRE-FRANÇAIS
1869

MÉTHODE

POUR

PROLONGER LA VIE

SIMPLES OBSERVATIONS

CLICHY. — Imp. M. Loignon, Paul Dupont et Cᵉ, rue du Bac-d'Asnières, 1

MÉTHODE

POUR

PROLONGER LA VIE

SIMPLES OBSERVATIONS

PAR

JULES FREY

L'homme ne meurt pas,
il se tue.

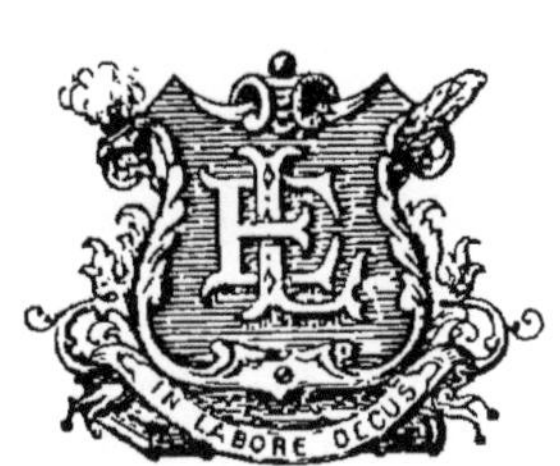

PARIS
E. LACHAUD, LIBRAIRE-ÉDITEUR
4, PLACE DU THÉATRE-FRANÇAIS

1869

Ce petit livre aura peut-être un grand mérite : ce sera de révéler à ceux qui le liront combien c'est folie de fatiguer l'ensemble et de troubler l'harmonie des organes du corps humain par une multitude de médications empiriques quand les principes diététiques (1), vraiment importants

---

(1) La diététique est l'art de conserver ou de rendre la santé au moyen d'un régime prescrit.

pour la santé, sont si simples et en si petit nombre.

Mais, il faut bien l'avouer, le monde ne croirait pas à l'efficacité des meilleures recettes si elles lui étaient présentées sous une forme concise.

Les gros volumes lui inspirent du respect.

Si on analysait tout ce qui a été écrit sur certaines affections, on serait étrangement étonné du petit nombre de mots qu'il faudrait employer pour en faire le résumé.

MÉTHODE

POUR

PROLONGER LA VIE

L'homme ne meurt pas;
il se tue.

Personne n'est content de son sort.

Tout le monde se plaint des tribulations de la vie.

Et chacun ne voudrait mourir que le plus tard possible.

Pour retarder l'heure de la mort au cadran de l'éternité, que faudrait-il faire?

Il faudrait trouver les moyens de prolonger la vie.

Mais ces moyens existent-ils?

Oui, et nous croyons pouvoir le prouver tout à l'heure.

*
* *

Ce qui est écrit ici n'est pas parole d'évangile; — croira qui voudra.

C'est le résultat d'observations faites sur un grand nombre de sujets par des maîtres en l'art de prévenir les maladies, qui sont aussi forts, d'après notre appréciation, que les praticiens en l'art de guérir.

Nous avons toujours pensé que mieux valait aller au-devant de la maladie que d'attendre son attaque pour la combattre, eût-on la certitude d'en triompher.

*
* *

L'homme a des besoins naturels et des besoins factices.

Tout le monde connaît ces deux natures de besoins; mais tout le monde ne veut pas les distinguer franchement, de peur de se voir dans l'obligation de ne point les satisfaire les uns et les autres avec une égale complaisance.

Cependant, s'il est indispensable de subir la nécessité des premiers, il est souvent dangereux de ne pas repousser la tyrannie des seconds.

*
* *

Quels sont les vrais besoins de l'homme? Comment peut-il raisonnablement les satisfaire?

Tout le secret de l'hygiène est là.

L'hygiène, c'est la science de se préserver des maladies qui menacent partout et toujours l'espèce humaine; c'est l'art de conserver la santé.

La conservation de la santé a pour résultat la prolongation de la vie.

*
* *

Combien de temps l'homme peut-il vivre ?

*
* *

L'homme devrait vivre cent ans.

Car il est constitué pour vivre cinq fois la durée de sa croissance.

La durée de sa croissance étant de vingt années, on arrive, en multipliant vingt par cinq, au chiffre de cent ans.

Mais, dira-t-on, puisque la nature a donné à l'homme un siècle à dépenser, par quel accident meurt-il plus tôt ?

Par le suicide.

Non par le suicide immédiat, le suicide par l'eau, la corde, le fer, le plomb ou le charbon; mais le suicide de tous les jours, qui ruine insensiblement la santé et finit par abréger la vie, — le suicide par imprudence.

On rit d'abord de certaines précautions, car on ne veut pas passer pour douillet; on gémit plus tard de les avoir négligées.

*
* *

Quoiqu'on la voie passer tous les jours, *l'inévitable*, s'attaquant à tout le monde, au pauvre comme au riche, au faible comme au fort, au jeune comme au vieux, on reste indifférent au spectacle de son triste cortége tant qu'on a devant soi l'horizon sans borne des jours de la jeunesse.

Au déclin de l'âge mûr, on commence à s'étonner de la soudaineté de ses coups.

Au seuil de la vieillesse on y pense en rêvant, parce que, même en fermant les yeux, — on perçoit déjà, dans les brumes de l'avenir, le commencement de la fin...

*
* *

Comme on regrette alors de n'avoir pas su ménager cette santé facile à conserver quand on la soigne, difficile à refaire quand on l'a compromise, impossible à racheter quand on l'a perdue !

Mais on ne fera jamais qu'un garçon de vingt ans ne se montre un peu bourreau de son corps, croyant faire l'homme par un excès de fanfaronnades.

*
* *

Cependant, puisque ceci est écrit plutôt pour le vieillard, — qui ne peut plus rien ambitionner que de prolonger sa vie, dont il perçoit déjà le terme, — que pour le jeune homme qui dissipe la sienne parce qu'il sent en lui l'infini, pourquoi ces réflexions rétrospectives, si elles doivent être sans résultat?

*
* *

Pourquoi?

Parce que, si le vieillard ne peut pas remédier absolument au résultat fatal des imprudences de sa jeunesse, il peut, en faisant, par la pensée, un retour vers son passé, se rappeler telle imprudence qui aura été la cause, longtemps méconnue peut-être du mal dont il souffre aujourd'hui.

Connaissant la cause, il est moins difficile de combattre le mal; on espère plus pouvoir en triompher.

*
* *

On divise la vie en cinq âges.

La première enfance, qui dure jusqu'à deux ans;

La deuxième enfance, qui commence à deux ans et finit à 13 ou 15 ans, suivant le sexe;

L'adolescence, qui va de 13 à 18, ou de 15 à 20 ans, suivant le sexe;

L'âge adulte, de 18 ou 20 jusqu'à 60 ans.

La vieillesse, de 60 ans jusqu'à la mort.

Quand on a traversé les quatre premiers âges sans qu'aucune maladie ait sérieusement attaqué les organes de la vie, et laissé des germes qui, endormis pendant quelque temps par des précautions continuelles, pourraient néanmoins se développer plus tard, on réussira sans peine à prolonger la vieillesse.

Nous ne parlons de prolongation de vie qu'à l'époque de la vieillesse, parce que tant que l'homme n'a pas fini de parcourir cette période d'âge pendant laquelle il jouit de la plénitude de ses facultés, il ne pense pas qu'il ait à se préoccuper de prolonger une vie dont il ne perçoit pas la fin.

Et si le spectre de l'*inévitable* se dressait devant lui, il fermerait les yeux, et se déroberait promptement à son obsession par une confiance complaisante dans sa jeunesse et dans sa bonne constitution.

Ce n'est qu'au seuil de la vieillesse que la pensée de sa fin dernière assaille l'homme et trouble de temps en temps sa sérénité ; car le plus grand malheur de la vieillesse est d'avoir perdu l'espérance,

Tâchons de la lui rendre en lui indiquant

quelques moyens de prolonger cette suprême étape et de répandre les charmes d'une douce philosophie sur les derniers soirs que Dieu lui a laissés.

*
* *

Le vieillard, s'il veut bien gouverner sa vie, devra faire un retour sur son premier âge et régler son régime, en le rapprochant de celui de son enfance. — Les extrêmes se touchent.

Les organes des vieillards, usés par le long exercice de la vie, se rapprochent par leur faiblesse de ceux des enfants qui n'ont pas encore acquis leurs développements.

Les vieillards devront donc s'entourer des

soins que la mère intelligente prodigue à son enfant.

Nous leur recommanderons surtout un régime sobre, une nourriture substantielle, mais de digestion facile; un peu d'exercice après le repas; une grande réserve dans l'application du proverbe qui dit que le vin est le lait des vieillards, et une abstinence presque complète des boissons alcooliques.

Il est une autre abstinence que la raison doit imposer aux vieillards, s'ils ne veulent courir le risque, en la négligeant, d'épuiser ce qui leur reste de forces par l'accomplissement de fonctions qui ne sont plus de leur âge.

*
* *

Nous avons dit, page 5, que l'homme avait des besoins vrais et des besoins factices.

Voyons d'abord les besoins vrais, classés suivant leur importance, comme conditions essentielles de la vie.

*
* *

L'AIR

L'homme peut vivre un jour et plus sans boire, ni manger, ni dormir; il ne vivrait pas cinq minutes sans respirer;

L'air est donc plus nécessaire à l'homme que la nourriture, et de tous les besoins le plus impérieux est le besoin de respirer.

Si l'air qu'il respire est pur, il entretiendra la vie; s'il est impur, il la compromettra.

Il faut éviter tout ce qui peut gêner la respiration, comme de dormir la tête sous la couverture ou de porter une cravate qui serre trop le cou et des vêtements qui, emprisonnant trop hermétiquement le corps, font obstacle au développement de la poitrine, et oppriment la respiration.

Pour que l'air se maintienne pur, il faut qu'il soit fréquemment renouvelé.

L'air qu'on respire dans les salles de spectacle, quand on y reste pendant cinq ou six heures, sans sortir dans les entr'actes, est vicié par la respiration de tous les spectateurs, par l'effet de la combustion du gaz qui dégage de l'acide carbonique.

⁂

Les changements trop brusques de température sont, plus qu'on ne pourrait le croire, des causes de maladies graves dont on cherche souvent bien loin l'origine, quand on pourrait la trouver dans un fait d'imprudence malheureusement trop fréquent.

⁂

La lumière exerce une influence féconde

sur la végétation des plantes et sur la vie des animaux.

Sous cette influence, la circulation du sang est d'autant plus active que la chaleur, sous l'action du soleil, est plus grande.

L'absence de la lumière est une cause de l'appauvrissement du sang.

*
* *

Les poussières dont l'atmosphère est chargée sont très-nuisibles à la santé quand elles sont absorbées par le nez et par la bouche, parce qu'elles pénètrent dans l'estomac, dans les intestins et les poumons.

Les poussières métalliques surtout peuvent occasionner de graves désordres dans les organes.

Il faut toujours éviter, — mais d'une façon absolue, quand on est en transpiration, de stationner dans un courant d'air, comme il en règne souvent dans les rues, sous les portes cochères et même dans l'intérieur des appartements, car ce courant, en passant sur l'épiderme, peut le refroidir et déterminer des rhumes, des maux de gorge, des fluxions de poitrine.

*
* *

Les émanations provenant d'animaux malades ou en décomposition sont extrêmement pernicieuses.

Leur influence est tellement subtile, qu'il n'est pas sans exemple que des hommes aient été atteints de la morve pour avoir respiré l'air d'écuries où étaient renfermés des chevaux morveux.

Il en est de même des vapeurs qui s'échappent du corps de personnes atteintes de fièvres purulentes qu'elles communiquent, par le fait seul de la respiration, à d'autres personnes bien portantes.

*
* *

ALIMENTS

Les aliments doivent être broyés avec soin par les dents avant d'être absorbés par un mouvement de contraction des muscles.

De la trituration plus ou moins complète des aliments dépend la bonne ou mauvaise digestion.

Pour faciliter le travail de l'estomac, il faut lui donner des aliments préparés avec soin et d'une nature douce.

Si les aliments sont d'une nature irritante et insuffisamment broyés par la mastication, le travail de la digestion sera lent, difficile et pourra occasionner un malaise général.

Les maux d'estomac n'ont souvent d'autre cause que l'absorption d'aliments grossiers et irritants.

*
* *

Le pain est l'aliment le plus sain ; léger et

nourrissant tout à la fois, c'est celui qui convient le mieux à tous les âges, à tous les tempéraments.

Le meilleur est le pain blanc, fait avec de la farine de froment et cuit à point avec une mie percée d'une grande quantité de trous.

Le pain dont la farine de froment est mélangée de fécule, d'orge, de maïs et de pommes de terre, est gras et nourrissant, mais d'une digestion plus difficile.

Le pain sortant du four est indigeste. Le pain insuffisamment cuit présente le même inconvénient, et il est rare qu'il se conserve sans se moisir; son emploi peut alors causer de graves désordres dans l'estomac et dans les intestins.

La pâtisserie est une nourriture généralement lourde et d'une digestion difficile.

∴

La chair des animaux est plus nourrissante que les végétaux.

Les animaux dont la chair renferme plus de principes nutritifs sont, à différents degrés : le bœuf, le mouton, le porc, le cheval, le lièvre, le chevreuil, le canard, l'oie, la perdrix ; — ce sont les animaux à chair rouge ou noire.

La chair du veau, du poulet, de l'agneau, du chevreau, qui n'est pas une chair faite, n'a pas la même propriété comme alimentation solide ; — mais étant plus légère, plus rafraîchissante, elle convient mieux aux estomacs délicats.

⁂

Les œufs de poule sont un excellent aliment qui convient à tous les estomacs, quel que soit le mode d'accommodement que l'on préfère.

⁂

Le lait, étant le premier aliment de l'homme et le plus naturel, ne peut contenir que des principes nutritifs et d'un bon emploi à tous les âges.

Le lait d'ânesse et le lait de jument sont ceux qui, par leur composition d'eau et de sucre, se rapprochent le plus de celui de la femme.

Les laits de chèvre, de brebis et de vache, sont plus nourrissants.

Le lait de chèvre est plus tonique que celui de la vache; mais celui de la vache est plus rafraîchissant.

Le lait de brebis est presque indigeste.

Un estomac fatigué par la maladie ou des excès pourrait trouver, dans l'usage du lait, une alimentation assez nutritive, et d'autant plus salubre, que ce liquide ne fatigue point les organes de la digestion.

Quant aux estomacs capricieux, — et il y en a, — qui ne peuvent pas digérer le laitage, ce sont des exceptions; dans ce cas, il faut savoir s'abstenir.

Règle générale : il faut rechercher avant

tout le lait des animaux qui paissent en plein air. — Le lait des vaches qui ne vivent qu'à l'étable, — fût-il pur, — est un breuvage vicié.

*
* *

La chair du poisson est généralement une nourriture saine.

On peut établir deux catégories de poissons.

Ceux dont la chair est tendre, facile à diviser et naturellement digestive, tels que : la limande, la sole, l'éperlan, le turbot, la truite, le merlan, la dorade, l'alose;

Et ceux dont la chair est ferme, tels que : l'anguille, le brochet, la carpe, l'esturgeon, le goujon, le maquereau, la morue, la raie, le saumon, le thon.

Les poissons salés ne peuvent être considérés que comme des aliments de circonstances exceptionnelles, à défaut d'autres.

Les crevettes, les écrevisses, les langoustes, les homards et généralement tous les crustacés, quoique très-appétissants, doivent être pris en petite quantité. Leur chair est d'une digestion difficile.

Les moules ont une mauvaise réputation, qu'elles méritent bien un peu à cause du malaise qu'elles occasionnent quelquefois, en été, aux personnes qui n'ont pas la sagesse de n'en manger qu'avec sobriété.

Les huîtres, au contraire, ont acquis et conservé l'estime des gourmets. Fraîches, elles sont tout à la fois digestives et apéritives.

Mais il faut se garder de les manger cuites; elle font bien dans une sole normande, mais elles sont lourdes à l'estomac.

*
* *

Si modeste que soit, dans la gastronomie, le rôle des herbes potagères, on ne voit jamais un dîner complet sans légumes.

Mais le choix est difficile. Ce n'est pas que l'espèce soit pauvre; ce qui manque le plus souvent, c'est la qualité.

Le légume serait-il, de sa nature, rebelle aux savantes combinaisons du cordon bleu?

Quelquefois. Mais il ne faut pas trop l'accuser; on ne reproche pas à l'ébène d'être noire, au chameau d'être bossu.

Ne disons donc pas au légume que c'est sa faute s'il n'est pas aussi savoureux qu'un palais délicat pourrait le désirer.

Le légume, en général, pour être parfaitement bon, a besoin d'être cultivé par un connaisseur, et non par un amateur qui met son amour-propre à forcer la nature dans ses produits ; ce n'est pas parce qu'un chou aura atteint les proportions d'un potiron qu'il sera meilleur.

*
* *

Les légumes les plus généralement employés dans l'alimentation sont : les pois, les haricots, les lentilles et les fèves.

Nous les avons placés ici dans l'ordre que leur assigne leur valeur alimentaire.

C'est-à-dire que les pois et les haricots sont plus nourrissants que les lentilles, lesquelles le sont plus que les fèves.

A l'état frais, ces légumes sont peu nourrissants; à l'état sec, ils le sont davantage; mais ils ont une enveloppe qui en rendrait la digestion difficile, si on n'était parvenu, par la dessiccation, à leur enlever cette enveloppe sans diminuer leur qualité nutritive.

La pomme de terre est un bon aliment, facile à digérer par tous les estomacs, mais peu nourrissant s'il n'est mélangé à des substances azotées.

La châtaigne est saine et nourrissante.

L'artichaut cuit, l'asperge, la betterave, la carotte, la chicorée cuite, le chou-fleur, la laitue cuite, sont des aliments légers, faciles à digérer, mais qui n'ont, comme qualités nutritives, que celles qu'ils empruntent aux viandes auxquelles on les associe.

Les choux, — dont le nom seul rappelle ce dicton populaire : Commun comme la soupe aux choux, — n'en sont pas moins un aliment assez friand quand ils ont passé par les mains d'un habile préparateur ; mais ils sont d'une digestion difficile et ils réclament l'assaisonnement de quelques condiments, tels que du sel, du vinaigre, du poivre, de la moutarde, des câpres, des capucines, du piment, etc.

Les champignons sont presque aussi nourrissants que la viande; mais ils sont d'une digestion très-difficile. — Quant aux dangers que ce genre d'aliment présente, ils sont malheureusement très-fréquents, malgré les nombreux appels à la prudence faits aux populations des campagnes surtout, par les journaux et les conseils de salubrité.

Les salades, comme tous les végétaux crus, ont besoin d'être bien mastiqués, parce qu'ils se digèrent assez péniblement.

*
* *

Les fruits ne sont pas des aliments nourrissants ; ils renferment, pour la plupart, trop d'eau et trop d'acide. Cependant, quelques-uns, tels que la figue, la prune, la poire et le raisin, quand ils sont cuits ou séchés au four, perdent leur eau et leur acidité ; leur chair alors devient nourrissante relativement.

Les noix et les amandes, qui contiennent de l'huile et de la fécule, sont plus difficiles à digérer ; à l'état sec, ils sont presque malfaisants parce qu'ils fatiguent l'estomac.

Le melon n'est pas plus insalubre que l'abricot. Il faut prendre soin seulement de n'en manger, — comme de tous les fruits, — que quand ils sont parfaitement mûrs, et en petite quantité.

On fera bien de corriger l'absorption d'une tranche de melon froide par un verre de bon vin.

Les fruits cuits peuvent toujours être mangés sans inconvénients, surtout quand ils sont bien assaisonnés de sucre, — parce qu'alors la digestion en est facile.

*
* *

Tel aliment qui peut être, en général, considéré comme nuisible, peut aussi, par exception, convenir à tel ou tel tempérament.

* *

Règle générale : tout aliment, solide ou liquide, peut être pris sans inconvénient quand il est vivement sollicité, non pas par l'appétit ou le besoin de manger, — mais par cette sorte d'appétence qu'on appelle une envie, à la condition toutefois de ne pas trop dépasser les bornes de la sobriété.

En un mot, que la modération nous serve toujours de règle dans la satisfaction de nos désirs.

* * *

De ce qu'une substance alimentaire est très-salubre, il ne faudrait pas conclure qu'on doive ou qu'on puisse s'en nourrir à l'exclusion de toute autre espèce d'aliment.

La consommation continuelle des mêmes aliments peut provoquer dans l'estomac une sorte de fermentation qui nuirait au travail digesti

Il est donc bon de varier la nature des aliments.

D'abord pour prévenir l'inflammation que

la présence continuelle d'aliments trop généreux pourrait occasionner dans l'estomac ; ensuite pour ne pas façonner, par l'habitude, l'estomac à l'uniformité d'un travail de digestion des mêmes aliments.

Qu'une circonstance impérieuse réduise à ne plus digérer que des substances légères un estomac habitué depuis longtemps à un régime copieux et nourrissant, il résultera de ce changement absolu de régime une débilitation rapide qui pourra compromettre la solidité des organes de la vie.

Il ne serait pas plus prudent de passer trop subitement d'un régime léger à une nourriture trop substantielle.

Dans le premier cas, on ruinerait sa santé par abstinence ; dans le second, on la compromettrait par indigestion.

*
* *

Certaines personnes aiment par goût, ou par convention, le *gibier faisandé*.

Le faisandé n'est pas autre chose qu'un commencement de décomposition, quand ce n'est pas déjà un peu de pourriture. L'amour du faisandé a toujours été pour nous un mystère d'autant plus incompréhensible, — comme tout bon mystère doit l'être, — que parmi les plus faméliques amateurs de gibier faisandé, il n'en est pas un qui voudrait goûter du poisson d'une fraîcheur équivoque.

Pourquoi donc reprocher au turbot comme un défaut ce qui fait la gloire de la bécasse?

Où plutôt, pourquoi ne pas exiger de la viande la fraîcheur qu'on demande à la chair?

*
* *

Cependant, puisqu'il est passé en proverbe qu'on ne peut pas disputer des goûts, laissons à chacun le sien, sauf, à nous, à garder le nôtre.

Quant à la viande décomposée, disons, par complaisance, que, si la cuisson peut l'assainir un peu, très-peu, elle ne lui retire rien de l'âcre et nauséabond parfum du faisandé.

Mais ce dont il faut bien se garder, c'est de manger des viandes gâtées après la cuisson; — le feu ne devant plus rien purifier, il peut résulter de l'absorption de ces aliments altérés des désordres très-grands.

*
* *

Les personnes en état de convalescence et les estomacs délicats se trouvent bien de l'absorption, comme aliment, des *extraits de viandes*, qui renferment beaucoup de principes nutritifs.

*
* *

Un aliment longtemps calomnié, c'est le *café au lait*. On lui a attribué une grosse série d'inconvénients. Après s'être un peu raisonné, on se demande ce qui a pu lui donner une mauvaise réputation.

Le café au lait, tout assaisonné, est composé :

De lait, qui est le breuvage le plus naturel;

De café, dont les propriétés toniques sont connues;

De sucre, qui est à la fois nourrissant et léger.

Trois bonnes choses, combinées ensemble, feraient un tout mauvais! — C'est incroyable.

*
* *

Le chocolat, résultat d'un mélange de

l'amande du cacao avec du sucre, est un aliment très-nourrissant, surtout quand il est associé au lait. — Il convient moins aux estomacs malades que le bouillon, qui est plus léger et, par conséquent, plus facile à digérer. — Il ne constitue pas moins une bonne alimentation pour les personnes dont l'appétit est capricieux, qui peuvent le prendre un jour au lait, un autre jour préparé à l'eau; plus on le fait léger, plus il est facile à digérer.

*
* *

DE L'ASSAISONNEMENT

L'assaisonnement est une des conditions agréables de l'absorption des aliments et un moyen de faciliter le travail des organes digestifs.

Le sel, sagement employé, est de tous les assaisonnements le plus convenable. Il corrige de son montant l'insipidité de certains aliments et, par cet ingénieux artifice, il trompe le défaut d'appétit des estomacs paresseux, et les fait manger, pour ainsi dire, malgré eux.

Le poivre, la moutarde, le cornichon, l'ail, l'oignon, le thym, le laurier, sont aussi des assaisonnements apéritifs, mais ils sont plus échauffants.

A certains mets on ajoute quelquefois de la crème, du beurre et de l'huile; cette addition doit être faite avec mesure.

*
* *

BOISSONS

Il ne suffit pas pour fortifier son estomac de bien manger, c'est-à-dire de manger avec goût et plaisir des aliments solides. Il faut les digérer.

Pour bien digérer il faut boire; le liquide en se mêlant aux aliments facilite la digestion.

Manger vite et sans boire, c'est-à-dire joindre l'ignorance à la maladresse, occasionne dans la région de l'estomac une gêne qui présente tous les symptômes de l'étouffement.

*
* *

L'eau (1) est la boisson naturelle et la plus salutaire. Il y en a de plusieurs qualités.

---

(1) On peut supposer que l'eau est bonne dans une localité :

1° Quand ses habitants sont bien portants ;

2° Quand quelques gouttes versées sur de bon cuivre n'y font pas de taches ;

3° Quand elle est légère ;

4° Quand elle fait cuire rapidement les légumes, et principalement les pois et les haricots ;

5° Quand elle dissout complétement le savon ;

6° Quand elle sort d'un sol sablonneux ;

7° Quand elle prend facilement le goût et la couleur qu'on veut lui donner ;

8° Quand elle ne gèle qu'avec difficulté, et qu'elle conserve à peu près la même température aux différentes saisons de l'année ;

9° Quand elle s'échauffe promptement par l'action du feu et qu'elle se refroidit de même à l'exposition de l'air.

La meilleure à boire est blanche, limpide, sans odeur ; elle bout sans se troubler et sans former de dépôt ; elle cuit les légumes secs, tels que pois, haricots, etc. ; elle dissout le savon et le fait mousser.

Fraîche, elle désaltère et facilite la digestion des aliments.

Tiède, elle est indigeste et provoque les vomissements.

Chaude, elle se digère mieux et provoque la transpiration.

Froide, elle peut calmer la soif, mais elle engendre souvent de graves désordres.

Quand on a très-chaud, un verre d'eau glacée peut être une cause de mort.

Les eaux de rivière qui roulent sur un fond de sable sont les meilleures.

Les eaux de source séduisent par leur transparence et leur fraîcheur, mais elles contiennent moins d'air que les eaux de rivière, et elles sont souvent chargées de sels qu'elles ramassent dans leur parcours.

Les eaux de puits sont généralement lourdes et malsaines.

Les eaux de pluies sont douces. Cependant il faudrait se garder de boire l'eau des premières ondées, qui tombent toujours chargées de corps étrangers qui nagent dans l'atmosphère.

Les eaux stagnantes, même celles qui ont l'apparence de la limpidité, ne doivent jamais être utilisées comme boisson.

Les eaux acidulées de sucs de fruits, d'oranges, de citrons, de groseilles, de cerises, sont bonnes à prendre comme rafraîchissants, mais jamais avant le repas ; elles pourraient troubler le travail de la digestion.

* * *

L'infusion de thé, soit seule, soit mélangée de lait, a quelques propriétés stimulantes pour aider à la digestion quand l'estomac est trop surchargé d'aliments.

*
* *

L'infusion de café, agréable par son arome, facilite la digestion dans les estomacs paresseux; mais prise à forte dose, elle peut imprimer à la circulation du sang une impulsion trop vive et causer des palpitations dont le sommeil lui-même est troublé.

Il n'est cependant pas sans exemple que des individus qui prennent tous les jours du café n'en soient nullement incommodés ni le jour ni la nuit. Il peut y avoir, dans cette différence de résultat, une question de tempérament; mais c'est tout. — L'économie animale n'est pas foncièrement attaquée par le café; la modification qu'il pourrait apporter dans le jeu des organes serait promptement corrigée par l'effet de l'habitude.

Beaucoup de raisonneurs ont fait du café un véritable poison; ce serait, en ce cas, un poison lent et agréable, puisque Voltaire, qui mourut à 80 ans, et Fontenelle à 100, en ont pris jusqu'à la fin de leur vie.

Ces deux exemples ne sont pas de simples accidents particuliers à des individualités. Des faits avérés de notoriété publique ont prouvé que la vie peut être prolongée par le café. — Comment cela? — C'est que le café, au lieu d'enivrer et d'engourdir les sens, comme les boissons alcooliques, excite les facultés de l'intelligence, soutient les forces des hommes soumis à de rudes travaux et permet même, dans des circonstances données, de réduire la quantité d'aliments, sans occasionner un amoindrissement de forces dans notre organisation. Les mineurs qui vivent dans les entrailles de la terre, réduits souvent à une alimentation pauvre et souvent insuffisante, se trouvent très bien du régime habituel du café.

Il faut observer cependant que les propriétés du café peuvent être modifiées par les circonstances dans lesquelles il est pris, suivant l'organisation de l'individu, la nature du climat et des localités.

Pris à froid, il développe même un grand degré de stimulation.

Après un grand repas, il donne de l'énergie à l'estomac travaillé par la digestion d'un amas d'aliments divers.

Pris à jeun, il peut occasionner des tiraillements à l'épigastre, parce que son action s'exerce sur un corps vide et qu'il agit plus fortement sur le système nerveux.

Chez le vieillard, il réveille l'activité des organes et remplace la portion d'aliments nutritifs que leur estomac devenu paresseux réclame en moindre quantité.

*
* *

Ceux qui aiment les liqueurs fortes s'imaginent, — ou plutôt veulent se persuader, pour se donner une excuse à eux-mêmes, — qu'ils diminuent les effets fâcheux de l'absorption de ces liquides en les mélangeant avec de l'eau.

C'est une erreur.

Les esprits et l'eau se combinent imparfaitement, et l'alcool, quoique mélangé d'eau, perdant peu de son acuïté, agit sur les parois de l'estomac comme s'il avait été bu pur.

*
* *

Impossible à nous de ne pas parler de l'absinthe. Mais nous le ferons succinctement, sans nous répandre en anathèmes contre cette liqueur, devenue tellement à la mode dans un certain monde qu'elle a donné son nom à une partie de la journée : on dit *l'heure de l'absinthe*, comme on dit l'heure du dîner. — Mais parce que nous voulons bien ne pas condamner sans rémission cette liqueur, il ne faudrait pas en conclure que nous en approuvions l'usage, nous qui parlons des moyens de prolonger la vie.

Nous nous contenterons de faire observer que :

« *Le débit de l'absinthe est défendu dans*
« *les cantines des régiments, et que le con-*
« *seil de salubrité de Paris a émis le vœu*
« *d'interdire la vente de l'absinthe.* »

*
* *

Mais quelle considération a pu déterminer l'autorité à prendre cette mesure rigoureuse ?

C'est peut-être certain mémoire présenté par M. E. Decaisne à l'Académie des sciences, et dont voici le résumé :

1° A dose égale, et au même degré que

l'eau-de-vie, l'absinthe produit des effets plus funestes et plus prononcés ;

2° A dose égale, l'absinthe produit l'ivresse beaucoup plus rapidement que l'eau-de-vie ;

3° Les effets de l'absinthe sur le système nerveux sont beaucoup plus marqués que ceux de l'eau-de-vie, et ressemblent assez bien à l'intoxication par un poison narcotico-âcre ;

4° A dose modérée et de bonne qualité (un verre ou deux par jour), l'absinthe n'est jamais exempte de dangers et produit toujours, dans un espace de temps plus ou moins long, et suivant les diverses aptitudes individuelles, des désordres plus ou moins sensibles dans l'économie, particulièrement dans les fonctions digestives ;

3° Enfin, même à dose très-modérée et de bonne qualité, *l'absinthe doit être bannie de la consommation*.

*
* *

Est-ce assez clair?

Nous pensons que, n'ayant pas d'autre certificat à produire, l'absinthe sera sainement jugée suivant ses œuvres.

*
* *

HABITATIONS

Nous ne dirons pas : Il faut que la maison qu'on habite soit dans telle exposition, en vue du levant ou du midi; tout le monde n'a pas les moyens de chercher sa place au soleil.

Sans faire l'éloge des rez-de-chaussée et des entre-sol, nous ne dirons pas qu'il faut les éviter à tout prix. Les logements froids et privés d'air ne sont du goût de personne; chacun aimerait mieux demeurer au premier étage d'une maison à plafond élevé, et prenant jour sur une rue large ou sur un grand jardin, recevant l'air et le soleil par de grandes fenêtres, que d'habiter un rez-de-chaussée humide, mal éclairé par un jour douteux, ou la mansarde d'une haute maison, froide en hiver, et brûlante en été.

Ces conseils sont bons à donner aux favoris de l'opulence, qui peuvent payer les douceurs de la vie.

Nous nous adressons à tout le monde, c'est-à-dire à la masse qui doit compter avec sa bourse avant de consulter ses goûts.

A tout le monde nous dirons donc :

Que l'habitation soit grande ou petite, exposée au nord ou au midi, il faut renouveler l'air très-souvent, en toute saison, puisque l'air pur est plus indispensable à la vie que la nourriture.

Si on en a le choix, ne pas coucher dans un entre-sol.

Cette partie de l'habitation ne devrait être affectée qu'à des ateliers, parce que l'homme, sous l'influence du travail manuel, résistera mieux aux effets de l'humidité qu'à l'état de repos.

Une chambre à coucher, pour être salubre, doit fournir autant de fois cinquante mètres cubes d'air qu'il y aura de personnes qui doivent y dormir la nuit.

On peut cependant remédier à cette exigence en laissant ouvertes les portes de communication avec les autres pièces de l'appartement, de manière à établir une ventilation suffisante pour chasser les miasmes que dégage le corps de l'homme, et les matières organiques du ménage en général.

Il serait bon aussi que la chambre fût planchéiée plutôt que carrelée.

Les alcôves, garnies de rideaux, présentent des inconvénients, parce qu'elles limitent trop l'espace dans lequel se produit la respiration.

Une recommandation qu'on ne saurait répéter trop souvent, comme indispensable précaution de prudence, c'est de ne jamais laisser de fleurs passer la nuit dans une chambre à coucher.

L'oubli de cette mesure de précaution peut être une question de vie ou de mort.

Il n'est même pas sans danger de garder, pendant le jour, une grande quantité de fleurs odorantes dans une chambre fermée, où l'on travaille.

Il est encore certaines plantes dont le voisinage seul peut occasionner de graves désordres sur des natures délicates.

Nous considérons qu'il serait très-imprudent de laisser toujours ouvertes les fenêtres d'une chambre donnant sur un parterre où croîtraient des fleurs appartenant aux familles des solanées, des papavéracées et des ombellifères; ce sont les plus dangereuses des fleurs à odeur pénétrante.

Le jasmin, le lis, le narcisse, la rose, la tubéreuse, dont l'odeur est cependant délicate et suave, rassemblés dans un local étroit. présentent aussi des dangers.

Chose digne de remarque : certaines plantes, telles que la lavande, la menthe, l'origan, le serpolet, le thym, au lieu de présenter ces inconvénients, semblent au contraire, par leurs émanations aromatiques, purifier l'air et donner plus d'énergie à la force vitale.

*
* *

Les habitations voisines des grands bois sont ordinairement salubres, à la condition que les arbres, en les couvrant de leur ombre, ne les priveront pas des rayons du soleil.

* *

Le chauffage par les poêles en faïence, quand le tirage en est bon, est aussi salubre que celui obtenu par les cheminées ordinaires, c'est-à-dire de moyenne dimension; et il est préférable à celui des très-grandes cheminées, dont le courant d'air refroidit une partie de la chambre, ce qui fait dire vulgairement : qu'on brûle par devant et qu'on gèle par derrière.

De ce trouble apporté dans l'harmonie des fonctions du corps, il peut résulter des pneumonies et des pleurésies.

Les cheminées qui fument peuvent causer des ophthalmies et des dartres.

Avec une bonne cheminée à la Rumfort on n'a aucun de ces inconvénients à craindre.

*
* *

L'éclairage que l'on doit préférer est celui dont l'emploi donne le moins de fumée. Les lampes à grosse mèche alimentées par des huiles de noix ou de lin ne devraient jamais être employées, même par raison d'économie, dans des endroits clos. Tôt ou tard, on paye en gros au médecin ce qu'on refuse quotidiennement, en détail, à l'épicier. Les meilleures lampes garnies d'huiles purifiées sont celles à double courant d'air et brûlant à blanc. Autrefois on les appelait Carcel, du nom de son inventeur; elles coûtaient fort cher d'achat et d'entretien; aujourd'hui on ne connaît plus que les *lampes à modérateur*, d'un mécanisme fort simple et d'un prix modéré.

Pour que la lampe brûle bien, il faut que la mèche soit régulièrement coupée sur tout son pourtour; on ne doit l'allumer que quand elle est imprégnée d'huile; et quand elle est allumée, si on lui donne trop de longueur, elle *file* et dégage de l'hydrogène carboné, âcre à la gorge, et dont l'absorption peut causer de graves désordres à l'intérieur.

Quant à l'emploi de la bougie, il serait préférable à tous les systèmes connus, s'il n'était trop coûteux. C'est l'aristocratie de l'éclairage.

VÊTEMENTS

Les meilleurs tissus en contact immédiat avec le corps sont les tissus de laine.

La chemise de laine, par exemple, maintient le corps dans une température constante et uniforme.

Dans l'état de sueur, en été, l'homme n'a pas à craindre de refroidissement subit, qui cause souvent des maladies mortelles.

La laine, étant mauvais conducteur du calorique, préserve mieux de la chaleur extérieure que les vêtements de fil et de coton.

Il est à remarquer que la couleur du vêtement influe beaucoup sur la densité de chaleur qui émane du soleil. Les vêtements de couleur claire tiennent moins chaud que les vêtements de couleur sombre. On peut les classer, quant aux couleurs, dans l'ordre suivant :

Le *blanc* repousse mieux la chaleur du soleil que le jaune; le *jaune* mieux que le rouge; — le *rouge* mieux que le vert; — le *vert* mieux que le violet; — le *violet* mieux que le *bleu* et le *noir*.

Les vêtements, en été, doivent êtres amples pour ne gêner ni la circulation du sang, ni la respiration, ni le libre travail de la digestion; — en hiver, on peut les porter plus étroits, parce qu'ils préservent mieux du froid.

LA COIFFURE

S'il est, parmi les objets qui composent notre équipement complet, un accessoire peu gracieux, incommode et malsain, c'est la chose qu'on appelle un chapeau.

Peu gracieux... On n'a qu'à le regarder.

Incommode... Dans le monde, on en est embarrassé.

Malsain... S'il prend hermétiquement la forme de la tête, comme cela doit être pour qu'il soit d'aplomb, il empêche la circulation de l'air.

Et cependant, c'est un des accessoires les plus utiles, puisqu'il a été mis en usage pour protéger la tête contre les rigueurs du froid et contre les ardeurs du soleil.

Puisqu'il est si utile, il aurait fallu le faire commode avant tout.

Les meilleurs chapeaux, comme forme, parce qu'ils sont plus légers et moins embarrassants, sont les chapeaux de feutre mou; — mais la mode ne les a pas encore adoptés; — ils sont tolérés à la campagne, en voyage, en grand négligé.

Les chapeaux de paille, plus légers encore que les chapeaux de feutre, leur sont encore préférables, parce que leur tissu, peu serré, permet à la transpiration de la tête de s'évaporer, et à l'air froid du dehors de rafraîchir le cuir chevelu.

Il est toujours bon qu'un chapeau, quel qu'il soit, ait de larges bords pour préserver les yeux de la poussière et du soleil.

On a inventé des chapeaux à ventilateur: ce système peut être bon, s'il est possible de régler le mécanisme de la ventilation, c'est-à-dire de proportionner la somme d'air que l'on veut introduire dans le chapeau au tempérament de tête de chaque sujet.

Il est évident que celui dont la transpiration de peau est très-abondante doit prendre plus de précautions, pour ne pas troubler brusquement cette transpiration, que celui qui, malgré un travail actif ou une longue course, ne transpire pas du tout.

LA CHAUSSURE

La chaussure, — n'en déplaise aux gens coquets, — doit être ample plutôt qu'étroite, avec de larges semelles, pour bien asseoir le pied, et un talon un peu élevé pour faciliter la locomotion.

Nous disons que la chaussure doit être ample, mais sans exagération ; il faut, en un mot, que le pied soit bien maintenu.

La chaussure étroite, indépendamment de la souffrance qu'elle cause, peut déformer le pied, et occasionner les cors, les œils-de-perdrix, les durillons, etc.

Il est à remarquer qu'une chaussure trop large présente les mêmes inconvénients.

En hiver, la chaussure étroite entretient le froid aux pieds, parce qu'elle arrête la circulation du sang.

A la ville, il n'y a pas d'autres chaussures possibles que les chaussures de cuir.

A la campagne, où l'on s'affranchit plus volontiers de la tyrannie de ce qu'on appelle les convenances, quelques personnes ont le courage, — quand il fait mauvais temps, — de porter des sabots. Elles ont bien raison, ces personnes-là, de préférer la santé à la coquetterie.

Ah ! que d'asthmatiques, que de catharreux et de phthisiques n'ont dû qu'à des chaussures malsaines les douleurs dont ils souffrent sans espoir de guérison, et qui n'éprouvent de soulagement passager que quand ils ont recours, dans la mauvaise saison, à ces bonnes chaussures, pas élégantes, c'est vrai, mais si chaudes, si préservatrices de l'humidité, qu'on appelle sabots !

La chaussure en caoutchouc est malsaine, parce qu'elle empêche la transpiration de s'échapper et entretient les pieds dans une humidité chaude qui, se refroidissant à l'air quand on se déchausse, peut occasionner des rhumes de cerveau.

BAINS

La peau est un composé de membranes superposées, recouvertes par l'épiderme qui les protége, comme la peau protége les organes qu'elle recouvre. Percée d'une multitude de petits trous, la peau donne passage à une transpiration utile à la santé, vaporeuse et ordinairement invisible. Elle ne devient visible que quand elle est assez abondante pour produire la sueur.

La transpiration, qui dépure le sang en repoussant au dehors les humeurs qui le vicient, est indispensable à la santé. Il faut donc la préserver avec grand soin des couches de poussière qui, en adhérant à la peau, en boucheraient les pores et arrêteraient la transpiration.

C'est par la propreté qu'on préservera le corps des impuretés qui pourraient s'y attacher.

C'est par les bains qu'on entretiendra cette propreté, seul moyen de maintenir la souplesse de la peau nécessaire à la transpiration.

Les bains sont utiles pour tout le monde, principalement pour les personnes qui portent de la laine en contact immédiat avec la peau, soit en gilets, chemises ou caleçons de flanelle.

Les personnes qui ne portent sur la peau que des chemises de fil ou de coton pourraient à la rigueur, au point de vüe de l'hygiène seulement, et la question de propreté écartée, se passer de bains, parce que les tissus de fil et de coton ont la propriété d'absorber le produit de la transpiration, tandis que la laine, n'absorbant pas les saletés du corps, entretiendrait une couche de résidus qui, en bouchant les pores de la peau, rendrait la transpiration difficile et rare.

C'est donc pour entretenir la propreté du

corps, — quel que soit le tissu que l'on porte sur la peau, — qu'il faut prendre des bains.

Il y en a de plusieurs sortes : les bains d'eau douce (chauds ou froids); les bains de mer, ou les bains d'eau salée.

Nous n'avons pas à parler ici des bains médicinaux employés comme moyen curatif. Nous ne faisons pas de médecine.

Le bain est froid à 15 degrés et au-dessous; — entre 15 et 25 degrés, il est tempéré; — au-dessus de 25 degrés, il est chaud.

Les bains chauds affaiblissent; les bains froids sont toniques.

En sortant d'un bain chaud, on sent un frisson qui parcourt l'épiderme; c'est comme une prédisposition à contracter un mal que peut occasionner le contraste de la température de l'atmosphère, qui est presque toujours plus froide que l'eau du bain.

Les personnes qui n'ont pas la facilité de prendre de grands bains peuvent les remplacer par de simples lotions, sur toutes les parties du corps, au moyen d'un linge mouillé ou d'une grosse éponge.

DE L'EXERCICE

L'exercice pris en plein air est, dans beaucoup de cas, très-salutaire, notamment dans les maladies de torpeur, qui ont pour caractère une répugnance invincible pour toute espèce d'aliment.

*
* *

Le résultat de l'exercice est de donner :

1° Une activité plus grande à la circulation du sang ;

2° Aux muscles un accroissement de volume ;

3° Au corps entier une production de calorique plus générale.

Le défaut d'exercice, produisant naturellement l'effet contraire, diminue les chances de bonne santé et compromet, par un ralentissement dans la circulation du sang, la distribution de chaleur qui donne au corps la force de résister à l'action du froid.

La marche est de tous les exercices le

plus propice, le plus naturel, celui qui, sans comparaison, convient le mieux à tous les tempéraments et à tous les âges.

La course, la danse, la natation, la gymnastique sont des exercices qui ne conviennent qu'aux enfants, aux jeunes gens et aux hommes dans la force de l'âge, encore faut-il qu'ils n'en abusent pas.

*
* *

Le moins de temps que l'on doive passer, chaque jour, en plein air, c'est deux heures.

L'action de l'air a la propriété d'endurcir la peau contre les variations de l'atmosphère.

Les avantages de cet endurcissement de la peau sont immenses.

Les personnes qui vivent en plein air sont peu sensibles à la chaleur et au froid; elles résistent même, sans être incommodées, à l'humidité.

Les personnes au contraire qui se tiennent dans l'intérieur des appartements frissonnent au moindre coup de vent; le froid les saisit, arrête leur transpiration et développe souvent en elles le germe de douleurs rhumatismales de maladies et inflammatoires.

A ceux qui peuvent le faire nous dirons :

Il est très-sain de se retirer à la campagne, chaque soir, après le travail de la journée. L'esprit s'y repose autant que le corps.

La première objection que l'on fera sans doute sera celle-ci : C'est un genre de vie agréable, mais qui coûterait trop cher.

Si on comptait, à la fin de l'année, ce qu'on a perdu par suite de maladies et par les chômages de travail qui en sont la conséquence, on trouverait peut-être qu'il est plus économique de bien vivre toute l'année que d'être malade pendant un mois.

*
* *

Nous croyons qu'il vaut mieux pour la

santé se retirer à la campagne chaque soir, après le travail de la journée, que d'aller y passer trois mois chaque année, pour revenir s'enfermer pendant neuf mois dans la ville, où l'on doit fatalement retrouver les mêmes fatigues et les mêmes causes de trouble dans les fonctions des organes de la vie.

* * *

Une question qui nous sera faite par ceux qui auront lu les lignes qui précèdent, c'est celle-ci :

Toute personne, sans distinction de tempérament, qui prendrait les précautions que vous avez indiquées, serait-elle certaine de prolonger son existence ?

Oui, répondrons-nous, si cette personne s'est toujours soumise aux lois des choses créées; — si, par des excès de n'importe quel genre, elle n'a pas porté le trouble dans les fonctions de ses organes, car c'est en se dérobant aux lois de la nature qu'on donne naissance aux germes de la maladie, et qu'on ruine sa santé.

La durée de la vie de l'homme n'est-elle pas fatalement fixée *en moyenne* à quarante ans? diront ceux qui s'occupent de statistique.

Oui, répondrons-nous encore, l'âge de quarante ans peut être regardé comme le terme fatal de la vie moyenne.

Mais est-ce à la faiblesse de notre constitution qu'il faut attribuer cette courte durée d'existence?

Non, mais à notre manière inintelligente et désordonnée de dépenser notre vie ; à nos habitudes, souvent en désaccord avec les lois de notre organisation, et surtout à certains besoins factices, toujours ennemis de nos besoins naturels.

La meilleure preuve à donner de la possibilité que la nature a laissée à l'homme de vivre au delà de quarante ans, c'est la citation des exemples suivants de longévité que nous empruntons à Bouchardat :

ÉCOSSE. —	James Lausence....	140	ans.
IRLANDE. —	Comtesse Demeoude.	140	id.
IRLANDE. —	Comtesse Leleston..	143	id.
IRLANDE. —	Thomas Winslow...	146	id.
ANGLETERRE. —	François Consit..	150	id.
ANGLETERRE. —	Thomas Parrye.	152	id.
NORWÉGE. —	Surrington Joseph.	160	id.

La France est-elle un pays moins privilégié que ceux où se sont manifestés, — nous ne dirons pas ces miracles, — mais ces exemples de longévité, conformément aux lois de la nature?

C'est en France, au contraire, que l'homme est le plus maître de sa destinée physique ; — c'est là qu'il peut, — s'il veut s'en donner la peine, — prolonger plus facilement son existence et justifier ce qu'a dit un savant observateur : *L'homme est constitué pour vivre cent ans.*

www.ingramcontent.com/pod-product-compliance
Ingram Content Group UK Ltd.
Pitfield, Milton Keynes, MK11 3LW, UK
UKHW020202200726
13856UKWH00003B/1140

9 782011 743848